Régime Paléo

Guide du débutant pour le plan d'alimentation Paleo et Recettes éprouvées pour perdre du poids, brûler les graisses et rester en bonne santé (Livre en Français / Paleo Diet French Book)

By

I0135267

HMW
Publishing

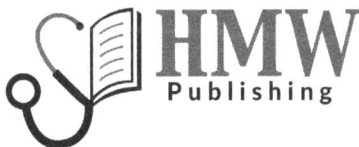

For more great books visit:

HMWPublishing.com

Télécharger un autre livre gratuitement

Je tiens à vous remercier d'avoir acheté ce livre et je vous offre un autre livre (tout aussi long et précieux que celui-ci), «7 erreurs de remise en forme que vous ne savez pas que vous faites», tout à fait libre.

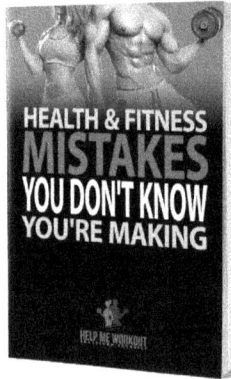

Cliquez sur le lien ci-dessous pour vous inscrire et le recevoir:

www.hmwpublishing.com/gift

Dans ce livre, je briserai les 7 erreurs de conditionnement physique les plus courantes, auxquels certains d'entre vous sont probablement livrés, et je vais vous révéler comment vous pouvez facilement obtenir la meilleure forme de votre vie !

En plus du livre des 7 d'erreurs de remise en forme, vous aurez aussi l'occasion d'obtenir nos nouveaux livres gratuitement, entrez des cadeaux, et recevoir d'autres précieux e-mails de ma part. Encore une fois, voici le lien pour vous inscrire :

www.hmwpublishing.com/gift

TABLE OF CONTENTS

Introduction

Je tiens à vous remercier et vous féliciter d'avoir choisi ce livre « *Régime Paléo* ». Ce livre contient des étapes et des stratégies prouvées à propos de la manière dont vous pouvez être en bonne santé tout en suivant le monde merveilleux du régime Paléo. Il contient des informations utiles sur la façon dont vous pouvez suivre et commencer ce mode de vie et de manger. Il y a eu beaucoup de livres de régimes alimentaires sur le marché qui continuent de prétendre qu'ils peuvent vous aider à perdre du poids ou être en bonne santé. Cependant, tous ne sont pas efficaces, utiles ou faciles à suivre. Le choix d'être en bonne santé et vivre une longue vie n'est jamais trop tard. Vous êtes le seul qui détenez cette décision de changer votre vie pour le mieux et là, vous vous dirigez dans la bonne direction. Si vous tenez ce livre en main, félicitations ! Vous faites maintenant partie des millions de personnes qui veulent profiter des avantages de changer la vie grâce au régime paléo. Dans ce livre, arriver à avoir une connaissance approfondie de ce régime fonctionne. Apprenez les avantages,

Rappelez-vous toujours que tout ce que vous faites, il est toujours important d'avoir la détermination et la patience pour réussir à obtenir son but. Alors commencez dès maintenant et prenez des mesures. Embarquez pour un voyage Paléo heureux et nutritif ! Merci encore d'avoir acheté ce livre, que j'espère vous plaira !

Aussi, avant de commencer, je vous recommande __de joindre à notre bulletin électronique__ pour recevoir des mises à jour sur les nouvelles versions de livres ou les promotions à venir. Vous pouvez vous inscrire gratuitement, et en prime, vous recevrez un cadeau gratuit. Notre livre « erreurs de Santé et de remise en forme que vous ne connaissez pas que vous faites » ! Ce livre a été écrit pour démystifier, exposer les hauts et les bas et enfin vous équipez avec les informations dont vous avez besoin pour obtenir dans la meilleure forme de votre vie. En raison de la quantité énorme de mésinformation et mensonges proférés par les magazines et les « gourous » autoproclamés, il devient de plus en plus difficile d'obtenir des informations fiables pour obtenir sa forme. Plutôt que d'avoir à passer par des dizaines de sources biaisées, peu fiables et non fiables pour obtenir vos informations de santé et de remise en forme.

Encore une fois, joignez-vous à notre bulletin électronique gratuit et recevez une copie gratuite de ce précieux livre, s'il vous plaît visitez dès maintenant le lien d'inscription: www.hmwpublishing.com/gift

Chapitre 1 : Le régime Paléo 101

Paléo a évolué juste à partir d'un nom. Il est beaucoup plus qu'un simple régime « à la mode », il est devenu un mode de vie moderne et sain. Il consiste de nourrir le corps avec des aliments entiers et naturels, exempts de produits chimiques et d'autres additifs qui sont nocifs pour la santé. Il est également connu sous le terme de régime paléolithique ou «Homme des cavernes» Ce régime, qui est une façon de manger dans laquelle l'accent est mis principalement sur les aliments que nos ancêtres mangeaient pendant les temps anciens.

Origine et philosophie

L'histoire de l'alimentation Paléo vient de l'époque où l'homme a commencé à recueillir les fruits, les noix et les légumes et la chasse aux animaux afin de subvenir à leurs besoins. Il n'y a pas un « fondateur » spécifique du régime paléo parce que l'homme a évolué et change depuis des millions et des millions d'années. Cependant, ce régime est devenu populaire dans les années 1970 grâce à un gastroentérologue nommé Walter L. Voegtlin. Il a été l'un des premiers croyants qui pensait que ce régime pourrait améliorer la santé et le bien-être. Il a écrit le livre « Régime alimentaire de l'âge de pierre : après des études approfondies sur l'écologie humaine et l'alimentation de l'homme » en 1975.

Les premiers humains utilisaient des aliments naturels de la récolte pour cultiver. Comme l'homme a évolué au fil des années, la production alimentaire a radicalement transformé quand la population a augmenté. L'introduction de produits chimiques dans la production d'aliments, les injections de médicaments aux animaux et les pesticides appliqués sur le sol et les aliments ne sont que quelques exemples de l'ère de l'industrialisation que nous vivons aujourd'hui.

Donc, si les humains ne sont pas habitués à manger ce genre d'aliments, cela signifie que ce système innovant de la production alimentaire n'est pas nécessairement sain pour le corps. La question qui se pose est de savoir comment avons-nous pus manger ces types d'aliments pendant si longtemps, mais rien ne semble nous embêtez ?

Malheureusement, ce n'est pas vrai ! En fait, il y a eu des études et des preuves suffisantes qui ont démontré que la faite de manger les laiteries, les céréales et beaucoup d'aliments transformés conduis à de nombreuses maladies telles que l'arthrite rhumatoïde, le diabète de type 2, les maladies cardiaques, des maladies inflammatoires, la maladie de Crohn, la sclérose en plaques, le cancer et de nombreuses autres maladies. Et à cause de ce résultat alarmant le régime Paléo veut vous enseigner une nouvelle façon de vivre- une vie saine et heureuse. Pour revenir à l'essentiel et à la pratique du manger propre- denrées alimentaires non transformées, simple et naturel. Paléo veut que vous amélioriez vos habitudes alimentaires, vous aidant ainsi dans le processus qui permet de se débarrasser des toxines dans le corps et minimiser les risques de maladies nuisibles.

Alors regardez simplement : nos ancêtres mangeaient des aliments entiers et naturels les rendant ainsi en bonne santé, pas de surpoids, plein d'énergie et à peu près athlétique. Aujourd'hui, vous remarquerez que beaucoup de gens ont des problèmes de poids, sont extrêmement stressés, certains souffrent du manque de sommeil et ont beaucoup d'autres problèmes. Le régime Paléo veut changer toutes ces choses là - c'est un effort pour améliorer la façon dont les gens mangent et adopter un mode de vie sain.

Chapitre 2 : Les avantages du régime Paléo

Le régime Paléo offre beaucoup d'avantages pour la santé de nombreuses personnes. Après l'observation chez des personnes qui se livrent à ce régime, beaucoup ont confirmé qu'ils avaient plus d'énergie en seulement quelques semaines de leur pratique. Après quelques semaines, des avantages supplémentaires sont devenus évidents comme le développement d'un corps plus maigre et la perte de poids. Ce sont les raisons pour lesquelles il est conseillé de suivre ce régime à fond afin que vous puissiez être en mesure de voir une grande différence se produire dans votre vie. Lire la suite et voir les divers avantages que le régime paléo peut vous apporter.

- **Perte de poids**

  De par sa conception, ceci suit un régime faible en glucides et en supprimant les aliments transformés dans vos habitudes alimentaires, vous gagnerez plus de carburant pour vous aider à perdre du poids.

- **Plus de muscles dans le corps et moins de matières grasses**

  La viande est l'une des meilleures sources de protéines et les protéines sont aptes à être utilisés pour la construction de nouvelles cellules qui peuvent aider à rendre la masse musculaire. Plus de muscles que vous avez, plus maigre vous deviendrez, et plus les chances de brûler les graisses indésirables peuvent se produire dans le corps et augmenter votre métabolisme.

- **Taux de sucre dans le sang contrôlé**

  Si vous suivez le régime paléo, il ne comprend pas de sucre raffiné, donc il est un moyen plus naturel pour vous de surveiller votre taux de sucre dans le sang, surtout si vous êtes déjà en danger d'être prédiabétique. Toutefois, si vous souffrez du diabète, il est préférable de consulter votre médecin avant de suivre ce régime.

- **Se sentir plein et nourri toute la journée**

L'une des raisons pour lesquelles les gens mangent beaucoup c'est parce qu'ils ont faim immédiatement. Le régime Paléo vous fait vous sentir rassasié plus longtemps et diminue votre tendance à manger plus. Manger la bonne combinaison de viande et de légumes vous aidera à vous sentir satisfait toute la journée et vous n'aurez plus envie des nourritures mauvais pour votre santé. Avec l'ajout de fruits, vous n'aurez plus besoin de ramasser les desserts sucrés qui vous ferons vous sentir plus lent et irritable.

● Prévention des maladies

Étant donné que l'objectif principal de l'alimentation Paléo est de manger des aliments naturels et entiers, vous éliminez automatiquement les aliments transformés de votre système et à la place vous mangez plus d'aliments qui sont riches en phytonutriments et des antioxydants qui aident à prévenir un grand nombre de maladies telles que les maladies cancéreuses ou cardiaques.

● Pas besoin de compter le nombre de calories

Contrairement à d'autres régimes qui exigent le strict respect en matière de manger de la nourriture, le régime Paléo est amusant, facile et simple à suivre. Il n'y a aucune limite sur la quantité de nourriture que vous êtes autorisé à manger. Tant que vous mangez comme nos ancêtres ont mangé avant, vous n'avez pas besoin de compter vos calories.

● **Fournit plus d'énergie**

La combinaison des aliments Paléo approuvés fournit un repas équilibré qui est riche en protéines, glucides, vitamines, minéraux et surtout si elles sont consommées régulièrement et de la bonne manière. Contrairement à d'autres régimes qui sont restrictives, le régime Paléo vous permet de manger quand vous avez faim, ce qui élimine le risque de vous faire vous sentir faible et en manque d'énergie.

● **Meilleur état de sommeil et contrôle des changements d'humeur**

En évitant les aliments transformés, vous éviter d'ingérer des additifs et des produits chimiques, contribuant ainsi à votre sérotonine de libération du cerveau, une substance chimique sécrétée par le corps qui agit comme un neurotransmetteur, qui vous aide à vous détendre et à vous endormir naturellement. Mis à part cela, vous aurez également un meilleur équilibre d'humeur conduisant à une disposition de vie plus heureuse.

- **Offre des effets détoxifiants pour le corps**

L'arrêt de la consommation d'aliments qui sont riches en produits chimiques, les additifs tels que le sucre raffiné, le gluten, les gras trans et bien d'autres permettra à votre corps de se reposer et de se guérir naturellement. Plus vous mangez des fruits et des légumes, plus les antioxydants sont produits, qui vont vous aider à éliminer les déchets et les toxines qui sont déjà présents dans le corps. Prenez-le comme un détoxifiant naturel. Vous n'avez pas besoin de faire une expérience de la faim ou vous livrer à des mesures extrêmes comme le jeûne pour réussir à détoxifier.

• Intestin plus sain

Sucre, malbouffe transformée et les graisses malsaines peuvent causer une inflammation dans l'intestin. Lorsque vous mangez trop d'aliments transformés couplés avec beaucoup de stress, vous aurez le « syndrome de l'intestin qui fuit » où les parois de l'intestin sont endommagées et les choses qui ne laissent pas à l'intérieur de votre tube digestif s'écouleront. L'engagement dans l'alimentation Paléo aidera à éviter de tels problèmes lorsque vous mangez moins d'aliments transformés et plus d'aliments sains.

Ce ne sont là que quelques-uns des avantages importants que le régime paléo peut vous apporter. Avec la bonne attitude et la bonne mentalité, vous serez en mesure d'atteindre cet objectif et vous aider à vivre une vie plus saine.

Chapitre 3 : Le problème avec le régime américain actuel

Dans notre société d'aujourd'hui, les gens veulent la commodité et la vitesse en raison de leur mode de vie occupé. D'où la majorité de la population se livre à des habitudes malsaines qui comprend l'apport alimentaire. Ils ont tendance à manger et manger sans relâche sans savoir que, parfois, la nourriture qu'ils mangent ne convient pas à leur santé qui conduit à un mode de vie malsain.

Problèmes avec le régime Américain Standard (RAS)

Quel est le régime américain standard ?

Si vous obtenez une liste d'aliments que vous rencontrez tous les jours lorsque vous mangez, vous constaterez qu'ils sont très riches en matières grasses, pauvre en fibres, très riches en calories et riche en teneur de sel. Ce sont les formules présentes parfaites pour le RAS. Il se compose de beaucoup de choses qui la plupart du temps votre corps « n'as pas nécessairement besoin. » Le pire à ce sujet c'est que ce n'est plus le « régime standard » seulement en Amérique, ça devient aussi un problème dans le monde entier. De nombreux pays industrialisés sont maintenant engagés dans ce type d'habitudes alimentaires parce que les aliments qui sont transformés peuvent facile à atteindre et sont disponibles presque partout.

Des études ont montré que près de 63% des calories que les Américains consomment proviennent des aliments transformés ou raffinés comme les croustilles, les boissons gazeuses, les frites et autres. Seulement 6% proviennent des fruits et légumes et autres grains sains- quelque chose que les gens devraient s'inquiéter.

D'où les raisons pour lesquelles les gens deviennent malades et développent plus de maladies qui conduisent parfois à une mort précoce. Jetez un coup d'œil sur les autres effets que le RAS peut apporter à un individu. Notez également que ce sont aussi les raisons pour lesquelles les gens deviennent paresseux et maladive, ainsi :

La promotion de mauvaises habitudes alimentaires

Il est si difficile de concilier carrière et vie familiale, et c'est la vérité ! Par conséquent, les gens se contentent de choisir la restauration rapide ou les repas préparés pour satisfaire leur faim. Beaucoup de gens n'ont pas le choix, et certains n'ont pas le temps de développer leur nourriture ou choisir des produits alimentaires plus sains. La plupart du temps, ils vont simplement se contenter d'une tranche de pizza, des hamburgers, des frites et boissons gazeuses- et ceci ne gardera pas les gens en bonne santé.

Les aliments transformés et les aliments emballés sont devenus si répandus en raison de leur commodité et la rapidité dans la préparation des aliments, qui ce sont les raisons pour lesquelles les gens continuent à les consommer. Pour eux, c'est l'alternative idéale pour fournir des repas rapides pour eux-mêmes et leur famille.

La consommation fréquente de boissons gazeuses et sucrées a également été répandue aujourd'hui dans la société. En plus de contenir trop de sucre et de calories, il contribue également à accélérer la déshydratation du corps où les gens se sentent fatigués la plupart du temps.

Opter pour le trop de technologie

Alors que la technologie a donné naissance à tant d'avantages, elle a aussi ses inconvénients. La technologie moderne enseigne aux gens de devenir paresseux et immobile. Au lieu de cela, par un simple mouvement d'un bouton, les gens n'ont plus besoin de se lever pour allumer les appareils.

Quoi de plus, avec l'influence de l'Internet, il n'y a plus besoin que les gens de sortent, socialisent ou même payer leurs factures. L'Internet fournit facilement tout pour les personnes- du divertissement, des commerces, de l'éducation - pourquoi la nécessité de sortir de toute façon ?

Les consoles de jeux sont devenus les baby-sitters des enfants. La plupart des parents permettent à leurs enfants de rester devant leurs ordinateurs ou consoles de jeux pendant des heures alors qu'ils sont occupés à faire leur travail. Il n'y a plus de socialisation ni de mouvement !

Les gens sont devenus accros à la technologie au point où ils ont tendance à oublier les choses simples de la vie. Ils sont devenus tellement absorbés dans leurs tablettes, les smartphones ou les ordinateurs portables ne sachant pas que l'exposition constante à ces appareils peut avoir des effets néfastes sur leur santé à long terme. Le sommeil a été compromise par conséquent, ils se sentent toujours aussi épuisé ou fatigué le matin.

Le manque de mouvement

C'est assez simple de comprendre que lorsqu'une personne n'a pas de mouvement ou ne bouge pas du tout, il devient paresseux et peux prendre plus de poids. Ceci est également le cas en rapport avec la prise d'accent sur la trop de technologie. Restez des heures et des heures devant votre ordinateur ou une console de jeu, pensez-vous que vous faites un travail de brûler des calories importantes ou devenir actif ? Je suppose que vous saviez déjà la réponse.

L'inactivité est l'une des raisons coupables pour laquelle les gens deviennent gros et accumulent de nombreuses maladies. Au lieu de donner à votre corps le temps de brûler des calories ou de le rendre mince et en forme, il reste endormi donc la raison pour laquelle les gens se sentent aussi fatigué et lent la plupart du temps.

Manque de sommeil

Parce que le régime RAS est riche en sucre, les gens ont de la difficulté à créer une bonne nuit de sommeil. Le sucre rend les gens hyperactifs donc au lieu de calmer les nerfs ; il garde les sens éveillés à tout moment. Obtenir une bonne quantité de sommeil est très important car cela vous aidera dans le développement des cellules et des muscles du corps. Il améliore également l'humeur et l'état d'esprit d'une personne viennent le lendemain. Manger des aliments sains aide à calmer les nerfs et déclenche des hormones du sommeil induisant ce qui permettra aux gens d'avoir une bonne nuit de repos .

Il est essentiel que chaque individu ait 8-9 bonnes solide heures de sommeil. Les experts disent que c'est le temps que toutes les cellules du corps se développe, les muscles se reconstruisent et aident à la reconstitution utilisée de l'énergie après une dure journée de travail.

Les temps changent signifie qu'il est temps pour vous de tourner et vous-prendre en charge vous-même. Le régime Paléo est là pour vous aider aussi longtemps que vous voulez. Dans le chapitre suivant, vous en apprendrez plus sur les aliments à manger quand vous vous engagez dans cette alimentation saine.

Chapitre 4 : Votre simple Guide alimentaire Paléo

Ce chapitre vous donnera une idée de ce que le régime alimentaire autorise. Voici les bases :

MANGEZ : Des légumes, du poisson, des œufs, de la viande, des fruits, des herbes, des épices, des noix, des graines, l'huiles et les graisses saines,

NE PAS MANGER : Le sucre, les aliments transformés, les boissons gazeuses, la plupart des produits laitiers, les céréales, les légumineuses, les huiles végétales, la margarine, les édulcorants artificiels, et les graisses trans.

Aliments à éviter

- *Laitier*

    Les aliments laitiers, y compris ses sous-produits doivent être éliminé. Cependant, il y a certaines versions du régime qui autorise des produits laitiers riches en matière grasse comme le fromage et le beurre.

- *Graines de céréales*

  Évitez de manger des aliments qui ont des grains en eux. Cela inclut le maïs, les crêpes, les céréales, les flocons d'avoine, toute sortes de pâtes, du pain, l'orge et plus.

- *Légumineuses comprenant les arachides*

  Comme mentionné, les arachides ne sont pas autorisées parce que, en réalité, ils sont des légumineuses. Les légumineuses sont riches en glucides et riche en gluten qui est mauvais pour la santé. Donc, autant que possible, éviter ces types d'aliments en particulier les arachides.

- *Le sucre raffiné ou des édulcorants artificiels*

  Par définition elle-même, « artificiel », qui signifie synthétique ou modifié. Cela comprend le sucralose, les cyclamates, l'aspartame, la saccharine, l'acésulfame de potassium. Par conséquent, si vous voulez ajouter la douceur à votre plat, utiliser des édulcorants naturels.

- *Les aliments transformés, la malbouffe, et des bonbons*
  Tout comme les édulcorants artificiels, les aliments transformés ne sont pas Paléo. Ces aliments sont riches en additifs et arômes artificiels qui sont mauvais pour la santé. Le sucre présent dans les aliments d'aujourd'hui est addictif, et vous donne envie de manger plus. Restez à l'écart de ces types d'aliments.

- *Les huiles végétales raffinées, les graisses trans*
  Évitez d'utiliser des huiles traitées dans votre cuisine. Assurez-vous de trouver d'autres alternatives d'huiles saines comme l'huile d'olive ou l'huile de noix de coco.

- *Légumes féculents*
  Cela inclut vos pommes de terre préférées et les patates douces. Évitez les parce qu'ils sont riches et chargés d'amidon.

- *Trop de nourriture salée*

  Oui, il est difficile de manger de la nourriture qui a un goût fade, mais trop de sel est mauvais pour votre santé. Cela peut conduire à de nombreux effets indésirables tels que l'hypertension et des taux élevés de cholestérol. Essayez d'ajouter des herbes à votre plat pour le rendre plus savoureux au lieu d'ajouter trop de sel.

- *Sodas et jus de fruits*

  Ces boissons sont riches en sucre et ne sont pas Paléo. Retirez-les de votre alimentation.

- *Les boissons énergisantes et boissons alcoolisées*

Aliments à manger

- *Viandes alimentées à l'herbe ou viandes « biologique »*

  Presque toutes les viandes sont incluses dans le régime Paléo mais les aliments dérivés de viande comme des hot-dogs, Spam ou saucisses sont un non-non.

- *Poisson et fruits de mer*

  Tous les types de poissons peuvent être consommés sans aucun doute, surtout si elles sont cuites de façon simple comme cuit à la vapeur ou grillé.

- *Fruits et légumes frais*

  Presque tous les types de légumes sont inclus dans ce régime, comme le brocoli, les poivrons, les oignons, les carottes, le chou frisé, etc.

  Fruits d'autre part sont également inclus, mais vous devez prendre note qu'ils contiennent du sucre. Contrairement à légumes, essayez d'éviter les fruits qui ont une teneur élevée en fructose, surtout si vous êtes sur régime. Mangez avec modération.

- *Noix et graines*

  Tous les écrous sont en effet Paléo dans la nature et c'est la meilleure alternative aux puces ou frites qui peuvent être consommés en casse-croute. Cependant, vous devez être prudent en mangeant des noix de cajou, car ils sont riches en matières grasses. Donc, si vous essayez de perdre du poids, manger avec modération ou vous pourrait tout simplement les éviter.

- *Des œufs*

Sont une bonne source de protéines et d'énergie pour le corps. Vous pouvez manger du poulet, des œufs d'oie ou de canard, mais assurez-vous qu'ils sont sans portée ou pâturée.

- *Les huiles saines (comme la noix, l'olive, les graines de lin, l'avocat, le macadamia, la noix de coco)*

Les graisses et huiles naturelles sont les meilleurs types d'huiles que vous pouvez utiliser pour la cuisson. Ils sont aussi de bonnes sources d'énergie en plus d'être en bon pour la santé.

Au cours des dernières années, la communauté de l'alimentation Paléo a évolué, et il y a maintenant plusieurs versions ou des ajouts à l'alimentation. Certains consomme déjà le bacon aussi longtemps qu'il venait de porcs nourris à l'herbe. Ils ont également ajouté du beurre et quelques grains non gluten comme le riz.

Il y a aussi quelques indulgences qui sont inclus dans le vin rouge de qualité potable et le chocolat noir. Assurez-vous que votre corps est réapprovisionné bien en buvant beaucoup d'eau. La plupart des gens comprennent le thé et le café dans l'alimentation car ils sont à la fois riches en antioxydants.

Chapitre 5 : Prendre le VIRAGE : Votre Défi de 30 jours

Le régime Paléo est dit être le régime alimentaire des hommes des cavernes, où ils ne mangent que des aliments sains, comme le poisson, les œufs et les légumes. Vous vous concentrez sur manger de la nourriture qui vous donnera suffisamment de protéines pour soutenir les muscles sains et vous fournir la fonction immunitaire optimale. Toutefois, si vous êtes encore nouveau au régime Paléo et même ne savais pas si cela est pour vous voici quelques conseils et astuces qui peuvent vous aider à déterminer s'il est le régime pour vous. En suivant ce simple guide, vous pouvez déterminer comment faire fonctionner le régime Paléo pour vous.

Déterminez votre réelle motivation pour entreprendre ce régime. Alors que les gens font le régime Paléo perdre du poids, il y a aussi d'autres avantages. En faisant des recherches, vous déterminez votre réelle motivation pour le choix de ce régime. Regardez votre état de santé et de voir ce qui pèse le plus. Avez-vous un gros ventre et que vous voulez réduire les graisses ? Ou, est-ce que vous voulez juste être en bonne santé tous les jours, de sorte que vous pouvez avoir plus d'énergie pour faire les choses ? Il y a plusieurs raisons pour lesquelles les gens entreprennent le régime Paléo. En déterminant votre motivation, vous pouvez créer un plan. Et si vous voulez atteindre votre objectif, être strict à suivre votre programme pendant un mois au moins.

Nettoyez votre cuisine. Lorsque vous avez décidé d'entreprendre le régime Paléo, vous devez être conscient qu'il y a des aliments que vous ne pouvez plus manger. Dès que vous commencez l'alimentation, nettoyer votre cuisine. Et propre, nous voulons dire enlever toutes les « non » aliments, comme les produits laitiers, les fromages, les emballés et transformés, les huiles. Les jeter ou les donner à quelqu'un d'autre, mais le supprimer de votre ménage. En faisant cela, vous évitez la tentation qui peut ruiner votre régime parce que fondamentalement, la nourriture n'est pas là.

Toutefois, si vous voulez entreprendre les choses lentement, vous pouvez commencer à enlever la première laiterie, puis les grains la semaine prochaine, puis les aliments transformés dans la troisième semaine --- et ainsi de suite. Il faut du temps, mais au moins vous pouvez réapprovisionner votre cuisine avec de la nourriture saine et bénéfique qui sera meilleur pour vous.

Apprenez à cuisiner vous-même. Essayer le régime Paléo signifie que vous ne devez pas manger plus chaque jour. En effet, ce régime alimentaire se compose dans l'ensemble, des aliments frais qui peuvent être utilisé pour créer des repas à la maison. Vous pouvez contrôler les ingrédients car vous suivez les directives et vous regardez ce que vous faites cuire. Grâce à l'alimentation, vous pouvez expérimenter avec de nouveaux plats en utilisant les ingrédients autorisés par le régime paléo. Lorsque vous préparez, vous pouvez cuisiner des repas plus sains et même essayer d'autres ingrédients dans votre cuisine. A ce propos, faites des recherche sur les recettes Paléo pour l'inspiration, comme ça vos repas seront à la fois savoureux et sain.

Changer votre assiette. La plupart du temps, nos plats se composent des céréales, des légumes et de la viande. Arrêtez cela et se concentrez-vous sur un plat équilibré. Remplissez-le avec en partie de taille paume de protéines, quelques graisses, et le reste sont des légumes, des légumes et des légumes. Changer votre assiette avec des légumes différents parce que vous ne pouvez jamais vous tromper avec elle. Autant que possible, éviter les graines parce que ça ne fait pas partie du régime alimentaire. Si vous le pouvez, mettez des fruits entre les repas aussi. Bien sûr, vous vous sentirez mieux et en bonne santé par la suite.

Tenez-vous au programme pendant au moins 30 jours : la plupart des gens ont des difficultés dans les régimes de commutation, et c'est vrai. Il y aura des moments que votre corps va avoir envie des aliments que vous éliminez et vous pourriez vous sentir paresseux ou mal les premières semaines. Voilà pourquoi il est essentiel de suivre le régime alimentaire pendant au moins 30 jours pour permettre à votre corps de faire face aux changements. Rappelez-vous que vous voulez réussir avec votre objectif-qui est la perte de poids ou de rester en bonne santé.

Enfin, même si vous êtes sur un régime alimentaire, vous pouvez toujours manger dans les restaurants --- mais avec prudence. Parfois, il est normal de manger avec vos amis dans un restaurant. Cependant, une fois que vous êtes au courant des ingrédients dont vous avez besoin dans le régime paléo, vous pouvez utiliser cette compétence dans les aliments de la commande. Selon Stephenson, « vous pouvez regarder le menu à l'avance et choisir une ou deux options que vous pouvez paléo-tire. » La plupart du temps, il implique le poisson et les légumes. En outre, ne pas hésiter à demander comment la nourriture est préparée et apporter des changements.

Ce ne sont que là quelques-uns des conseils que vous pouvez suivre lorsque vous envisagez de commencer le régime paléo. Pas la peine de se dépêcher à l'essayer parce que vous pouvez le faire lentement. En prenant les choses étape par étape, vous serez en route pour une meilleure santé.

Chapitre 6 : Recettes Super Paléo

Voici quelques-unes des grandes recettes que vous pouvez essayer vous-même

Déjeuner

Gaufres de citrouille épicée aux patates douces en spirale

Ingrédients

- Une pièce de patate douce (taille moyenne spiralisé dans Blade C)

- 1 cuillère à café d'épices de citrouille

- Une section d'œuf battu moyen

- Aérosol de cuisson

- 1 cuillère à soupe de sirop d'érable (vous pouvez ajouter selon votre goût)

Instructions

1. Chauffer le gaufrier.

2. Enduire une grande poêle avec aérosol de cuisson et placez-le sur un brûleur à feu moyen.

3. Cuire les spirales de patates douces dans la poêle, en les retournant régulièrement avec soin. Faire cuire pendant environ 10 minutes ou jusqu'à ce que les spirales soient complètement adouci.

4. Placez-les dans un bol et saupoudrer d'épices de citrouille. Combinez jusqu'à enduit uniformément. Ensuite, ajoutez l'œuf battu et mélanger délicatement.

5. Vérifiez si gaufrier est chaud. Une fois chauffé, vaporiser avec le spray de cuisson et le de mettre dans le mélange en spirale de la patate douce. Assurez-vous d'adapter le mélange en spirale de la patate douce dans le gaufrier et faites-les cuire selon son réglage.

6. Verser un filet de sirop d'érable, servez et amusez-vous !

Muffins Paléo

Ingrédients

- 6 œufs

- 6 cuillères à soupe d'huile de noix de coco fondue

- 1 cuillère à café d'extrait de vanille

- ¼ cuillère à café de sel de mer

- 1 cuillère à café de levure chimique

- ½ tasse de farine de noix de coco

- ½ tasse de fruits congelés (vous pouvez utiliser l'un de vos fruits préférés, dans cette recette les framboises sont utilisées)

Instructions

1. Préchauffer votre four à 400 degrés.

2. Mélanger tous les ingrédients sauf les fruits congelés. Mélangez bien.

3. Incorporer les fruits congelés. Verser la pâte dans les moules à muffins et cuire pendant environ 15 minutes. Vous pouvez dire si les muffins sont bien cuits si vous placez un cure-dent au milieu et quand il sort, il est propre.

4. Laisser refroidir avant de servir. Prenez du plaisir !

Gâteaux purée aux œufs

Ingrédients

- Une patate douce de taille moyenne

- 1 oignon de petite taille

- 1 cuillère à soupe de EVOO (huile d'olive extra vierge)

- 2 betteraves moyennes (bouillie)

- 4 œufs

- 1 cuillère à soupe du mélange d'assaisonnement original de Mme Dash

Instructions

1. Préchauffer votre four à 350 degrés.

2. Râper les patates douces en utilisant votre râpe ou si vous avez un robot culinaire qui a la fonction de réseau, utiliser le. Il est plus rapide et plus confortable. Hacher les oignons finement.

3.   En utilisant votre poêle à frire, chauffer l'huile d'olive sur feu de vive chaleur. Ajouter l'oignon, les patates douces, et l'assaisonnement de Mme Dash. Bien mélanger et laisser cuire jusqu'à ce qu'elle devienne souple et brune.

4.   Couper les betteraves pour créer la croûte. En utilisant un moule de cuisson 9x9, la graisser et placer le hachage de la patate douce dessus. Créer des trous pour fournir un espace pour vos œufs.

5.   Casser les œufs sur le hachage et cuire au four pendant environ 15-20 minutes. Vérifiez si vous êtes d'accord avec la consistance désirée de l'œuf. Une fois fait, sortez du four et servez. Prenez du plaisir !

Omelettes d'avocat et au bacon

Ingrédients

- Une pièce d'avocat (dénoyautées et chair creusé)

- 2 cuillères à soupe d'oignon rouge (haché)

- 4 tranches de bacon

- Un soupçon de sauce piquante

- 4 œufs

- 1 cuillère à soupe de coriandre (haché)

Instructions

1.   Faite cuire le bacon jusqu'à ce qu'il devienne croustillant.

2.   Pendant ce temps, écrasez la chair d'avocat jusqu'à consistance lisse mais pas trop. Un peu de texture est correct.

3.   Ajouter la coriandre et l'oignon. Une fois que le bacon est croustillant, égoutter sur une serviette en papier et émietter. Ajouter le mélange d'avocat.

4.   Fouetter vos œufs et faire cuire dans la poêle. Faire une omelette et placer la moitié du mélange d'avocat au milieu. Répétez la même chose dans l'autre omelette.

5.   Transférer dans une assiette et ajouter de la sauce chaude si vous voulez. Servir et amusez-vous !

Menemen

Ingrédients

- 1 tomate de taille moyenne (en dés)

- 1 cuillère à soupe d'huile d'olive

- ¼ oignon rouge (dés)

- ½ tasse de cloche en dés de poivron (vert)

- Une gousse d'ail écrasé

- ¼ cuillère à café de poivre noir

- ¼ cuillère à café de cumin (masse)

- ¼ cuillerée à café de sel

- ¼ cuillère à café de curcuma

- ¼ cuillère à café de flocons de piment rouge

- 3 œufs

- 1 cuillère à soupe de persil (haché)

Instructions

1.   En utilisant une grande casserole, chauffer l'huile et faire revenir, l'oignon et le poivron. Ajouter l'ail écrasé plus le cumin, les flocons de piment, le curcuma et le poivre noir aussi. Remuer et laisser cuire jusqu'à ce que les légumes soient cuits.

2.   Pendant ce temps, casser les œufs et les fouettez. Ajouter dans la casserole et remuer doucement jusqu'à ce que les œufs soient pleinement intégrés. Il aurait alors une consistance crémeuse.

3.   Disposez dans un bol, garnir avec du persil, servez chaud et amusez-vous !

Petit-déjeuner de Saucisse à la Casserole

Ingrédients

- 1 lb de saucisse italienne (enlever les boyaux)

- 2 morceaux de patates douces coupées en dés

- 8 œufs

- 1 oignon moyen coupé en dés

- Une cloche de poivre coupé en dés

- 1/3 tasse de lait de noix de coco ou de lait d'amande

- 3 gousses d'ail haché

- 2 oignons verts émincés

- Poivre et sel pour la dégustation

- L'huile de coco, beurre ou ghee pour la cuisson

Instructions

1.   Préchauffer votre four à 375 degrés F.

2.   Faire chauffer l'huile dans une casserole sur feu moyen ou élevé, ajouter des saucisses. Émietter pendant que vous cuisinez. Une fois cuit, transférer dans un grand bol de taille. Mettre de côté.

3.   Ajouter l'ail, le poivron et l'oignon dans la même poêle. Faire cuire pendant environ 4-5 minutes à feu moyen. Les transférer dans le bol avec les saucisses et bien mélanger les patates douces aussi. Remuer pour bien mélanger.

4.   Verser le mélange dans un plat allant au four.

5.   Dans un autre bol, fouetter les œufs, le poivre, le sel et le lait d'amande. Versez-le sur le mélange des patates douces et des saucisses.

6.   Cuire au four pendant environ 20 minutes. Garnir avec les oignons verts. Servir chaud et régalez-vous !

Gaufres Choco Paléo

Ingrédients

Pour la pâte à crêpes

- 4 œufs

- 4 cuillères à soupe de farine de noix de coco

- 1 tasse de compote de pommes

- 1 tasse de farine d'amande

- ¼ cuillère à café de sel de mer

- ½ cuillère à café de vanille

- ½ cuillère à café de bicarbonate de soude

- ¼ tasse de copeaux de choco foncé

- 4 cuillères à soupe de poudre de cacao

Pour la sauce au chocolat :

- 2 cuillères à soupe d'huile de noix de coco

- ¼ tasse de copeaux de choco foncé

Instructions

1. Préparer la pâte à gaufres en mélangeant tous les ingrédients dans un bol. Mélanger jusqu'à obtenir une consistance homogène. Allumez votre gaufrier à feu haute puis verser suffisamment le mélange et cuire pendant environ 4 à 5 minutes. Répétez la procédure.

2. Pendant ce temps, placer les copeaux de choco et de l'huile de noix de coco en utilisant une petite casserole à feu doux. Faire fondre le chocolat, fouettez et remuez pleinement.

3. Verser le sirop de Choco sur les gaufres cuites. Servir et régalez-vous !

Œufs Cuit au four et au bacon

Ingrédients

- 2 cuillères à soupe de beurre

- 4 œufs de taille grosse

- 1 tasse de fromage cheddar (râpé)

- 1 tasse de crème épaisse (chauffé jusqu'à chaud)

- 8 tranches de bacon (cuit et émietté)

- Poivre et sel pour la dégustation

Instructions

1. Préchauffer votre four à 350 degrés. Étaler du beurre sur 4 petits ramequins céramiques ou des verres.

2. Cassez l'œuf sur chacun des ramequins.

3. Couvrir les œufs avec ¼ tasse de la crème chauffée et ¼ fromage tasse. Assaisonnez avec le poivre et le sel.

4.   Mettre les ramequins dans une casserole et le remplir avec de l'eau, juste assez au niveau de la moitié des ramequins. Cuire au four pendant environ 15 minutes ou jusqu'à ce que le fromage soit fondu à fond et les blancs d'œufs sont fait.

5.   Egrainez quelques tranches de lard sur le dessus de chaque œuf. Servir chaud et régalez-vous !

Mains

Steak et sauce chimichurri

Ingrédients

- Un livre de bavette de bœuf (choisir la partie de faux-filet)

- ½ tasse de persil (feuille plat)

- 1 tasse de roquette

- ½ cuillère à café de flocons de piment rouge

- 2 ½ à soupe de vinaigre (vin blanc)

- 2 gousses d'ail

- ¼ tasse d'huile d'olive

- ¼ cuillerée à café de sel

- ¼ cuillère à café de poivre

Instructions

1.   Faites chauffer votre grille entre feu moyen ou élevé. Assaisonnez votre steak au poivre et au sel.

2.   Pendant ce temps en utilisant votre robot culinaire, mélanger les autres ingrédients pour faire la sauce. Mettre de côté.

3.   Grillez votre steak pendant de 2 à 3 minutes de chaque côté jusqu'à carbonisé. Transférez à l'assiette et laisser reposer pendant environ 5 minutes.

4.   Une fois que le steak est reposé, le tailler et servir avec de la sauce. Prenez du plaisir !

Steaks Hamburger aux champignons Gravy

Ingrédients

- 1 lb de bœuf haché

- 3 cuillères à soupe de persil frais (haché et ajouter plus pour garnir)

- 3 cuillères à soupe d'ail haché

- 1 cuillère à soupe d'oignon en poudre

- 1 cuillère à soupe d'ail en poudre

- ½ cuillère à café de sel de mer

- ½ cuillère à café de piments fraîchement moulu

- 2 cuillères à soupe de vinaigre de cidre de pomme

- 1 tasse d'oignons coupé en dés

- 8 onces de champignons frais emballés (tranches)

- 1 tasse de bouillon de bœuf

- 1 boîte de lait de coco

- 2 cuillères à soupe de poudre de marante

- 2 cuillères à soupe de graisse de lard (ou vous pouvez utiliser d'autres matières grasses de cuisson)

- 2 cuillères à soupe de beurre embouche (pour le rendre plus paléo au lieu du primal, vous pouvez utiliser de l'huile de noix de coco)

Instructions

1. A l'aide d'un grand bol, mélanger le bœuf haché, l'ail et tous les ingrédients d'assaisonnement secs. Bien mélanger et les former en petites pâtés.

2. Dans une autre casserole, faire fondre le lard et commencer à saisir les aliments galettes de bœuf des deux côtés, 2 minutes pour chaque côté. Mettre de côté.

3. Réduire le feu et faire fondre le beurre. En remuant constamment pour ajouter les champignons et les oignons environ 5-9 minutes jusqu'à ce que les

champignons soient tendres. Verser le bouillon de bœuf, le vinaigre de cidre de pomme et le lait de coco.

4. Pendant ce temps, dissoudre la poudre de marante avec de l'eau et bien mélanger. Mélanger avec le mélange de sauce et laisser mijoter à feu doux pendant environ 20 minutes.

5. Ajouter les galettes de bœuf dans la sauce et laisser mijoter à nouveau pendant 20 minutes jusqu'à ce que la sauce infiltre sa saveur avec les galettes.

6. Transférer dans une assiette et ajouter la sauce sur le dessus.

7. Garnir de persil haché. Servir et régalez-vous !

Glace au miel et au saumon asiatique

Ingrédients

- 2 cuillères à soupe de miel

- 2 cuillères à soupe de noix de coco aminos

- 1 cuillère à café de vinaigre de cidre de pomme

- ½ de gingembre frais de taille ont légèrement râpée

- ½ cuillère à café de jus de citron vert

- 2 morceaux de (6 onces) filets de saumon

- 1 cuillère à soupe d'huile de noix de coco

- 1 cuillère à soupe de coriandre hachée

- Quelques graines de sésame pour garnir

Instructions

1. Préchauffer votre four à 400 degrés.

2. A l'aide d'un bol de petite taille, mélanger le miel, le vinaigre, la noix de coco aminos, le jus de lemon

et le gingembre. Mettre de côté. C'est le mélange de glacis de miel.

3.   Faire fondre l'huile de noix de coco à l'aide d'un moule au four. Faites cuire le saumon jusqu'à côté face à la peau. Faire grillez pendant environ 3-4 minutes jusqu'à ce qu'il devienne brun.

4.   Retourner et arroser en utilisant la moitié du mélange de glaçage de miel. Poser la poêle à l'intérieur du four et cuire au four pendant environ 5-6 minutes ou jusqu'à ce que le saumon soit cuit selon vos préférences.

5.   Retirer du four et transférer dans une assiette de service.

6.   Verser le reste de glaçage de miel sur le dessus.

7.   Saupoudrer des graines de sésame et de coriandre.

8.   Servir et régalez-vous !

Lasagne mijoteuse Paléo

Ingrédients

Pour la sauce marinara

- ¼ tasse d'huile d'olive

- 1 oignon de petite taille (petits dés)

- 1 cuillère à café de sel

- 7 tasses de tomates (environ 10 tomates, coupées en dés)

- ½ cuillère à café de miel brut

Pour la garniture de la viande

- 1 cuillère à soupe d'huile d'olive

- ½ oignon de petite taille (petits dés)

- 1 livre de dinde hachée

- ½ cuillère à café de poivre

- 18 morceaux de feuilles de basilic (haché)

Pour la sauce au fromage

- ½ cuillère à café d'huile d'olive

- ¼ d'oignon de petite taille (haché)

- ½ courges d'été (haché)

- ½ cuillère à café d'ail (haché)

- ¼ cuillerée à thé de sel

- ½ tasse de lait de coco

- 1 œuf

- 4 courgettes moyennes (en fines tranches)

Instructions

1.   En utilisant une casserole de grande taille, faire chauffer l'huile d'olive à feu moyen-vif. Sauté les oignons et ajouter le sel pendant environ 2 minutes. Ajouter l'ail et faire revenir à nouveau pendant 30 secondes. Une fois que l'ail est parfumé, ajouter le miel et les tomates et réduire la chaleur. Laisser cuire

pendant environ 20 minutes ou jusqu'à ce que la sauce soit épaississe. Assaisonner selon l'envie. Ajustez selon vos préférences.

2.   Pour la préparation de la garniture de viande, mettez dans une autre casserole, l'huile d'olive à feu moyen-vif. Faites cuire la dinde hachée pendant environ 2 minutes. Ajouter le sel, l'oignon et le poivre. Continuer de faire cuire jusqu'à ce que la dinde soit bien cuite. Retirer du feu et ajouter les feuilles de basilic. Mettre de côté.

3.   Pour la préparation de la sauce au fromage, dans une casserole de petite taille mettre l'huile d'olive à feu moyen-vif. Sauter les courges d'été, les oignons, l'ail et le sel pendant environ 3-4 minutes jusqu'à ce que les oignons deviennent translucides. Assurez-vous que ça ne brunisse pas. Ajouter ¼ de tasse de lait de coco et laisser chauffer jusqu'à ébullition. Laisser mijoter

pendant environ 2 minutes ou jusqu'à ce que la moitié du liquide devienne entièrement absorbé.

4.   A l'aide d'un mélangeur, versez le mélange et bien remuer en ajoutant la ¼ tasse de lait de coco. Bien mélanger jusqu'à ce qu'il devienne très lisse. Ajouter l'œuf et mélanger à nouveau. Assurez-vous qu'il est bien mélangé.

5.   Pour assembler les lasagnes, graisser les entrailles d'une mijoteuse. Couvrir le fond avec ¾ tasses de sauce marinara et étaler uniformément.

6.   Disposer les courgettes environ 5 « tranches / nouilles » sur le dessus de la sauce marinara. Verser une couche de « sauce au fromage » au-dessus des courgettes et de mettre une quantité généreuse de la garniture de dinde. Mettre de nouveau une cuillère autour de ½-3/4 tasses de sauce marina sur la garniture de dinde. Étaler uniformément. Répétez la

même opération jusqu'à ce que la première partie se termine avec la sauce marinara.

7. Couvrir et faire cuire pendant environ 1 ½ heures à feu vif. Enlever le couvercle et verser le liquide en excès sur la surface. La courgette produira également quelques quantités de liquide. Placez l'excès de liquide dans une casserole peu profonde.

8. Laisser chauffer à ébullition l'excès de liquide. Laisser mijoter 5-7 minutes autour jusqu'à ce que la sauce devienne épaisse et crémeuse.

9. Verser la sauce réduite au-dessus de la lasagne dans la mijoteuse. Placez les lasagnes sur une plaque. Servir chaud et régalez-vous !

Pâtes de patates douces garnie au poulet Buffalo Alfredo

Ingrédients :

- 1 livre de poulet (poché ou grillé)

- 3 morceaux de pomme de terre douce spiralisé

- 3 cuillères à soupe d'huile (pour la cuisson des spirales de patate douce)

- 1 tasse de lait de coco lourds ou de crème épaisse (à partir de la boîte)

- 1 cuillère à soupe de beurre

- 4 cuillère à café d'amidon (soit la marante amidon de pomme de terre ou de tapioca)

- 2 cuillères à soupe de sauce piquante

- ¼ cuillère à café d'ail en poudre

- ¼ à ½ cuillère à café de chili en poudre (facultatif)

- Sel et poivre pour le goût

Instructions

1.   Mélanger la crème, le beurre, la sauce piquante, l'amidon, le sel, le poivre, l'ail en poudre et le piment en poudre dans une casserole. Fouetter les ingrédients jusqu'à ce que la sauce soit épaississe puis mettre de côté.

2.   Faire cuire le poulet dans une poêle ou pocher puis mettre de côté.

3.   Cuire les spirales de patate douce à feu moyen-vif dans une casserole moyenne. De temps en temps, les vérifier jusqu'à ce qu'ils soient bien cuits.

4.   Une fois fait, combiner les spirales de patates douces cuites, le poulet et la sauce. Mélanger et remuer légèrement.

Servir chaud et régalez-vous !

Ma bouffe Paléo

Ingrédients :

- ½ livre de poulet, coupé en 1-in bandes

- ½ cuillères à soupe de beurre fondu

- 1 cuillère à soupe de noix de coco aminos

- 1 cuillère à soupe de vinaigre de riz

- ½ chou vert, épépinées et coupé en tranches minces

- Une grosse carotte, déchiqueté

- 1 petit brocoli, étanché et coupée en petits morceaux

- 2 courgettes, spiralé

Pour la sauce :

- 3 cuillères à soupe de noix de coco aminos

- 2 cuillères à soupe de vinaigre de riz

- 1 cuillère à café d'huile de sésame

- 1 cuillère à soupe de sauce de poisson

- 2 pouces de gingembre, frais, émincé

- 2 gousses d'ail, hachées

- 1 cuillère à café de miel

- ¼ cuillère à café de Sriracha

Instructions

1. Dans un grand wok à feu moyen-élevé, faire fondre le beurre clarifié. Ajouter le poulet, 1 cuillère à soupe de noix de coco aminos et 1 cuillère à soupe de vinaigre de riz. Incorporer tous ensemble et laisser cuire pendant 5-7 minutes.

2. Dans un autre bol, fouetter ensemble de tous les ingrédients de la sauce. Ajouter le chou, la carotte et le brocoli dans la sauce et remuer jusqu'à ce que ce soit bien couvert.

3. Mélanger tout cela dans le grand wok et remuer. Faire cuire pendant 10-15 minutes ou jusqu'à ce que le

chou soit flétri par une agitation occasionnelle, couverte.

4.   Ajouter les nouilles courgettes et laisser cuire pendant 7-10 minutes.

5.   Servir et régalez-vous !

Bœuf épicé avec Bokchoy

Ingrédients

- 12 têtes de bébé chou chinois (couper la longueur)

- Une pièce d'oignon (tranches minces)

- 2 livres de bœuf faux-filet (en tranches fines à bandes)

- 2 cuillères à soupe de sauce de poisson

- 2 gousses d'ail haché

- 3 cuillères à café d'huile de noix de coco

- Une pièce de petit gingembre haché

- 5 morceaux de piments rouges (séchés, coupés en deux, si on le souhaite)

- Poivre et sel pour la dégustation

Instructions

1. Assaisonner le bœuf avec du poivre et du sel. Faire chauffer l'huile de noix de coco en utilisant une grande casserole à feu vif.

2.   Ajouter l'ail, le piment si vous l'utilisez et le gingembre. Faire sauter pendant environ une minute jusqu'à ce qu'ils deviennent aromatiques. Ajouter le bœuf puis cuire encore 2-3 minutes. Transférer dans un bol.

3.   En utilisant une autre poêle, faire revenir les oignons pendant environ 2 minutes, puis ajouter le bok choy. Faire cuire pendant 3-4 minutes jusqu'à ce qu'il devienne mou.

4.   Retournez le bœuf en arrière sur la poêle puis ajouter la sauce de poisson. Remuer et bien mélanger. Servir chaud et régalez-vous !

Pasta au bacon et au basilic Zucchini

Ingrédients

- 4 grandes courgettes, spiralées

- 2 cuillères à café de sel

- 1/3 tasse d'huile de lard

- ¼ tasse de basilic frais, haché

- 2 gousses d'ail écrasées,

- ½ tasse de noix hachées

Instructions

1.   Assaisonner les courgettes avec du sel et laissez-les reposer dans une passoire pendant au moins 20 minutes pour évacuer l'eau. Rincez puis placez-les dans une serviette en papier pour presser et éliminer l'excès d'humidité.

2.   Dans une poêle à feu moyen-vif, mettre dans la graisse de bacon. Faire revenir l'ail et les courgettes en

remuant fréquemment pendant environ 4-5 minutes ou jusqu'à ce que ce soit cuit ''al Dante''.

3.   Mélanger le basilic et les noix et laisser cuire pendant 2 minutes en remuant de temps en temps.

4.   Servir et régalez-vous!

Patates douces et Ragoût de poulet

Ingrédients

- 6 morceaux de cuisse de poulet (os, enlever la peau et la graisse) rogner

- 2 livres de patates douces (coupées à lances et pelées)

- ½ livre de champignons de Paris (utiliser le type blanc, coupé en tranches minces)

- 6 échalotes de grande taille (coupées à moitié et pelées)

- 4 gousses d'ail pelé

- 1 tasse de vin blanc (sec)

- 2 cuillères à café de romarin frais (haché, vous pouvez également utiliser ½ cuillère à café de romarin séché broyé)

- 1 cuillère à café de sel

- ½ cuillère à café de poivre frais moulu

- 1 ½ à soupe de vinaigre (vin blanc)

Instructions

1.   Placez les pommes de terre douces, le poulet, les échalotes, l'ail, les échalotes, les champignons, le poivre, le sel, le romarin et le vin dans la mijoteuse et couvrir.

2.   Cuire environ 5 heures de temps à basse température ou jusqu'à ce que les patates douces soient tendres. Une fois fait, vous pouvez choisir de supprimer les os avant de servir.

3.   Verser dans des bols de service. Servir chaud et régalez-vous !

Poivrons farcis à la saucisse

Ingrédients

- 1 lb de saucisse chaude italien (masse)

- 5 morceaux de différents poivrons (jaune, rouge, vert)

- ½ tête de chou-fleur (haché et râpé en consistance analogue à celle du riz),

- Une petite (8 oz) de pâte de tomate en conserve

- 1 petit oignon blanc taille (petits dés)

- ½ tête d'ail (haché)

- 1 basilic frais (émincé ou vous pouvez utiliser 2 cuillères à café de basilic séché)

- 2 cuillère à café d'origan (séché)

- 2 cuillère à café de thym (séché)

Instructions

1.   Pour préparer les poivrons : découpez le dessus et gratter les graines. Ne pas jeter les sommets. Vous pourrez toujours les utiliser plus tard.

2.   Découpez la moitié de la côtelette du chou-fleur en le transformant en une consistance de riz. Placez-le dans un bol de grande taille.

3.   Ajouter le basilic, les herbes, l'ail et les oignons et mélanger légèrement.

4.   Pendant ce temps, faites brunir des saucisses légèrement à feu vif sur une casserole. Vous pouvez choisir de sauter cette étape car la saucisse sera cuite lorsqu'il est ajouté à la mijoteuse. Cependant, la saucisse desséchante apportera plus de saveurs et à animer le plat.

5.   Une fois fait desséchant, ajoutez les saucisses sur le bol de chou-fleur avec la pâte de tomate en conserve et bien mélanger. Assurez-vous de mélanger cela à la main.

6. Lorsque vous avez déjà fait le mélange, placez le mélange à l'intérieur des poivrons. Mettre autant que possible pour le rendre compact, mais attention de ne pas casser les poivrons entiers. Inclure le dessus des poivrons de sorte qu'ils soient aussi cuits.

7. Placez-les dans une cocotte et laisser cuire pendant environ 6 heures.

8. Une fois cuit, disposez sur une assiette. Servir chaud et régalez-vous!

Crevettes poivrées

Ingrédients

- 3 cuillères à soupe d'huile de noix de coco

- 1 ½ lb de crevettes (décortiquées avec queues de suite)

- 4 gousses d'ail haché

- 1 cuillère à soupe de noix de coco aminos

- 1 cuillère à café de poivre noir

- 1 cuillère à soupe de sauce de poisson

- ¼ de tasse de coriandre fraîche (haché)

Instructions

1.   Placez une poêle grande et lourde à feu doux. Faire fondre l'huile de noix de coco et l'ail haché et faire revenir. Sautez pendant environ 2-3 minutes jusqu'à ce que ce soit parfumé.

2.   Ajouter les crevettes et cuire pendant environ 4-5 minutes ou jusqu'à ce qu'il devienne rose. Ajouter

aminos de noix de coco, le poivre et la sauce de poisson.
Faire cuire pendant une minute ou deux. Transférer à la
plaque les crevettes une fois cuit avec le liquide. Garnir
avec la coriandre. Servir et régalez-vous !

Poulet croquante farcis

Ingrédients

- 4 morceau de cuisses de poulet (quarts de cuisse et jambe)

- 1 cuillère à café de poudre de curry

- 1 cuillère à café de moutarde sèche

- ½ tasse de farine d'amande

- 4 cuillères à soupe d'huile d'olive

- 1 cuillère à café de poudre de Cayenne

Instructions

1. Préchauffer votre four à 350 degrés F.

2. Séparez les jambes de cuisses puis frotter chacun des morceaux avec une petite quantité d'huile d'olive.

3. Pendant ce temps, combiner le repas d'amande, le poivre de Cayenne, la poudre de curry et la moutarde sèche. Bien mélanger.

4.   Roulez les morceaux de poulet sur le mélange de farine d'amande puis les disposer sur une plaque .

5.   Rôtir pendant environ une heure ou plus ou jusqu'à ce que les jus soient clairs lorsque vous percer à travers l'os. Assurez-vous que le revêtement soit aussi croquant.

6.   Servir et régalez-vous !

Soupe au poulet et à l'avocat

Ingrédients

- 1 cuillère à café de Sriracha (pour la dégustation)

- 1 lb de poitrine de poulet (sans os et sans peau)

- 6 tasses de bouillon de poulet

- 4 oignons verts (coupé et séparé de la partie verte et blanche)

- 1 avocat coupé en dés

- Une gousse d'ail écrasé

- Poivre et sel pour la dégustation

Instructions

1. Versez le bouillon dans une casserole grande et lourde. Chauffer à feu moyen ou élevé. Ajouter du Sriracha et laisser le bouillon mijoter.

2. Ajouter le poulet et la partie blanche des oignons verts. Laisser mijoter puis ajouter de l'ail écrasé. Laisser

mijoter pendant environ 20 minutes. Ajouter le poivre et le sel.

3.   Une fois fait, mettre dans des bols. Garnir avec des tranches d'avocat et d'oignons verts. Servir et régalez-vous !

Soupe Jambalaya

Ingrédients

- 5 tasses de bouillon de poulet

- 4 morceaux de poivrons hachés (aucune couleur fera l'affaire)

- 1 oignon haché de grande taille

- 1 grosses tomates organiques en conserve (coupée en dés)

- 2 gousses d'ail coupé en dés

- 2 morceaux de feuille de laurier

- 1 livre de crevettes de grande taille (épluchées et déveinées)

- 4 onces de poulet coupé en dés

- 1 paquet d'andouille (épicé)

- ½ à 1 tête de chou-fleur

- 2 tasses de gombo (si souhaité)

- 3 cuillères à soupe d'assaisonnement cajun

- ¼ tasse de sauce piquante

Instructions

1.   Placez le poulet, l'ail, les poivrons hachés, l'oignon, l'assaisonnement cajun, la sauce piquante, et la feuille de laurier dans la mijoteuse. Ajouter le bouillon de poulet et le couvercle. Faire cuire pendant 6 heures à basse température.

2.   30 minutes avant que la soupe soit cuite, ajouter les saucisses. Pendant ce temps, le faire battre le chou-fleur à l'aide d'un robot culinaire pour faire du riz de chou-fleur. Ajoutez-le sur jambalaya pendant les 20 dernières minutes, y compris les crevettes.

3.   Une fois cuit, servir à louche dans des bols. Servir chaud et régalez-vous !

Casse-croûte

Biscuits choco au bacon et aux brisures

Ingrédients

- 2 tasses de farine d'amande

- ¼ cuillerée à café de sel

- ¼ cuillère à café de bicarbonate de soùde

- 6 cuillères à soupe d'huile de noix de coco fondue

- 4 cuillères à soupe de miel

- 2 cuillère à café d'extrait de vanille

- 2 cuillères à soupe de lait de coco

- 4-6 cuillères à soupe de lard (émietté et cuits)

- ½ tasse de pépites de chocolat

Instructions

1.	Préchauffer votre four à 350 degrés.

2. Pendant ce temps, à l'aide d'un papier parchemin, alignez la plaque à biscuits.

3. Mélanger la farine d'amande, le sel et le bicarbonate de soude. Mélangez bien à l'aide d'une fourchette.

4. Dans un bol, mélanger tous les ingrédients humides. Assurez-vous que l'huile de noix de coco est fondue.

5. Mélanger les ingrédients secs et humides et incorporer les miettes de bacon tout doucement. Ne pas trop remuer. Incorporer assez bien pour être combiné à fond. Ceci est maintenant votre mélange à biscuits.

6. Former de petites boules à l'aide de vos mains et placez-les sur la plaque à biscuits. Cuire au four pendant environ 8-10 minutes ou jusqu'à ce qu'il devienne brun sur le dessus. Servir chaud et régalez-vous !

Soupe bacon à la citrouille

Ingrédients

- ½ lb de lard (coupé en morceaux de taille de pouce)

- 2 tasses de purée de citrouille

- ½ oignon coupé en dés

- 2 morceaux de tiges de céleri (coupé en dés)

- 4 tranches de carottes (coupées en dés et pelées)

- 2 morceaux de pommes (évidées, pelées et coupées en dés)

- 3 gousses d'ail haché

- ½ cuillère à café de cannelle (masse)

- ¼ cuillère à café de gingembre (masse)

- 1 cuillère à soupe d'huile d'olive

- 4 tasses de bouillon de poulet

- ¼ tasse de graines de citrouille (grillé)

- Poivre et sel pour la dégustation

Instructions

1. Faire cuire le bacon dans une casserole de grande taille jusqu'à ce qu'il devienne croustillant. Retirer et mettre sur une plaque avec des serviettes en papier. Mettre de côté et laisser refroidir.

2. Retirer le gras du bacon. En utilisant la même casserole, ajouter l'huile d'olive, les carottes, le céleri et les oignons. Sauter pendant environ 5-7 minutes ou jusqu'à ce que les oignons deviennent translucides.

3. Ajouter les pommes et laisser cuire pendant 3-5 minutes ou jusqu'à ce qu'il commence à caraméliser. Ajouter la cannelle, le gingembre, l'ail et poursuivre la cuisson pendant une minute ou deux jusqu'à ce qu'il devienne parfumé.

4. Ajouter la purée de citrouille et le bouillon. Tournez à partir d'une manivelle la chaleur à haute

température et porter à ébullition. Une fois cuit, réduire le feu et laisser mijoter pendant environ 20 minutes.

5.   Transférez la soupe dans un robot culinaire ou vous pouvez également utiliser un mélangeur à main. Mélanger jusqu'à ce qu'il devienne lisse. Assaisonner selon l'envie.

6.   Servir à louche une bonne quantité de la soupe dans des bols. Placez des graines de citrouille et des chips de bacon au-dessus.

7.   Servir chaud et régalez-vous !

Frites épicées à la Jicama Juliennes

Ingrédients :

- Une pièce de grande Jicama (spiralisé en nouilles)

- 2 cuillères à soupe d'huile d'olive pour bruiner

- Une pincée de sel pour le goût

- 1 cuillère à soupe d'oignon en poudre

- 2 cuillères à soupe de poivre de Cayenne

- 2 cuillères à soupe de chili en poudre

Instructions :

1. Préchauffez votre four à 405 degrés.

2. Placez vos nouilles Jicama sur une plaque de cuisson et les couper en nouilles de petite taille qui les faits ressembler à des frites en lacet.

3. Arrosez d'huile d'olive et remuer légèrement pour enrober uniformément les nouilles.

4.   Assaisonner les nouilles Jicama avec le sel, le poivre de Cayenne, l'oignon en poudre et le piment en poudre. Encore une fois les remuer légèrement pour que les épices et condiments soient également répartis. Assurez-vous de ne pas surcharger les nouilles pour éviter qu'ils soient collés ensemble.

5.   Cuire au four pendant 15 minutes puis tournez-les et les cuire à nouveau pendant 10 à minutes ou jusqu'à ce que votre croustillance préférée.

6.   Servir chaud et profiter de votre collation !

Salade de maïs rapide

Ingrédients :

- 1 tasse de maïs surgelé

- 1 cuillère à soupe de poivre vert, haché

- 2 oignons verts, émincés

- ¼ tasse de mayonnaise sans matières grasses

- ¾ cuillère à café de moutarde au sol

- 2 cuillères à soupe de jus de citron

- ¼ cuillère à café de sucre

- Sel et poivre pour le goût

- Feuille de laitue (facultatif pour la garniture)

Instructions :

1.   Dans un petit bol, mélanger la moutarde au sol, la mayonnaise, le jus de citron et le sucre. Mélanger jusqu'à obtenir une consistance homogène. Incorporer le maïs, le poivron vert et les oignons verts. Ajouter le

sel et le poivre au goût. Couvrir et réfrigérer pendant environ 4 heures. Servir sur des feuilles de laitue, si souhaité.

Croustille de chou frisé cuits au four

Ingrédients

- 1 cuillère à soupe d'huile d'olive ou de l'huile de noix de coco

- 3 à 4 feuilles de chou frisé

- Mélanges d'épices comme le poivre, l'origan, le thym, le basilic, les flocons de piment rouge et la sauge (tout dépend de votre préférence)

Instructions

1. Préchauffer votre four à 350 degrés F.

2. Déchiqueter et rincer le chou frisé et feuille. Jeter la tige.

3. En utilisant un sac refermable ou un récipient en plastique, ajouter l'huile d'olive, les feuilles de chou frisé et vos épices préférées. Couvrir et mélanger les ingrédients jusqu'à ce que les feuilles soient toutes bien couvertes.

4.   Répartir les feuilles dans une casserole de feuille.

Assurez-vous que les feuilles soient suffisamment

ouvertes pour assurer une cuisson.

5.   Faire cuire le chou frisé pendant environ 12

minutes ou jusqu'à ce qu'il devienne croustillant sur ses

bords.

6.   Retirer et placer sur un bol pour refroidir

pendant quelques minutes. Prendre du plaisir !

Concombre et smoothie aux bleuets

Ingrédients

- 1 tasse de lait de coco

- 1 cuillère à soupe de jus de citron

- 2 parties d'un gros concombre (coupées en dés et pelées)

- 1 tasse de bleuets (congelés)

Instructions

1. Placez tous les ingrédients dans votre mixeur. Mélanger jusqu'à obtenir une consistance lisse.

2. Transférez dans un verre et profiter !

Chips de pomme au four

Ingrédients

- 2-3 morceaux de pommes

- Cannelle (masse)

Instructions

1. Préchauffez votre four à 220 degrés F.

2. Alignez votre bac à feuille à l'aide du papier parchemin, puis mettre de côté.

3. Pendant ce temps, coupez vos pommes en fines tranches et les répartir sur votre plaque. Assurez-vous de les couvrir de manière uniforme et éviter les chevauchements. Saupoudrer de cannelle au sol sur le dessus et placer à l'intérieur du four.

4. Cuire au four pendant environ une heure pour le faire sécher puis retournez de l'autre côté. Laisser cuire pendant une heure.

5.   Retirer du four et laisser refroidir. Servir et régalez-vous !

Morsures de Brownie Sans grains

Ingrédients

- 1 ½ tasses de noix

- 1 cuillère à café de vanille

- Une pincée de sel

- 1/3 tasse de poudre de cacao (sans sucre)

- 1 tasse de dates (dénoyautées)

Instructions

1. En utilisant votre robot culinaire ou au mixeur, ajouter le sel et les noix. Battre jusqu'à ce que les noix soient finement cloués au sol.

2. Ajouter la vanille, la poudre de cacao et les dates dans le mixeur. Bien mélanger. Pendant que votre console est toujours en cours d'exécution, ajoutez quelques quantités d'eau juste pour s'assurer que le mélange ne colle pas.

3.   Transférer le mélange dans un bol et former des boules avec les mains. Stocker dans un conteneur. Assurez-vous qu'il est étanche à l'air. Cela peut durer jusqu'à une semaine. Prendre du plaisir !

Salade Quinoa Veggie

Ingrédients:

- ½ tasse de quinoa, rincé

- ½ tasse de petits pois surgelés, décongelés

- 1 échalote, hachée

- 1 petite carotte, déchiqueté

- 1 tasse de tomate raisins, coupées en deux

- 1 cuillère à soupe de thym frais, haché

- 1 cuillère à soupe de persil frais, haché

- 2 tasses d'épinards frais

- 1 tasse d'eau

- 1 cuillère à soupe de vinaigre balsamique

- 2 cuillères à soupe de jus de citron

- 1 ½ cuillère à café de moutarde de Dijon

- 2 cuillères à café d'huile d'olive

- ¼ cuillère à café de sucre

- 1/8 cuillère à café de poivre

- ¼ cuillère à café de sel

Instructions :

1.   Dans une casserole de petite taille, faite chauffer l'eau jusqu'à ébullition. Ajouter le quinoa. Réduire le feu, couvrir et laisser mijoter pendant environ 12 à 15 minutes ou jusqu'à ce que le liquide soit entièrement absorbé. Retirer du feu puis faire ébouriffer avec une fourchette. Transférer le quinoa cuit dans un grand bol et laisser refroidir complètement. Ajouter les tomates raisins, pois, échalotte, et la carotte.

2.   Dans un petit bol, mélanger le vinaigre balsamique, le jus de citron, le thym, le persil, l'huile d'olive, la moutarde de Dijon, le sucre, le poivre et le sel. Verser sur le mélange de quinoa et mélanger jusqu'à

ce que le tout soit bien enrobé. Réfrigérer jusqu'au moment de servir. Une fois prêt à servir, placer les épinards dans la plaque supérieure qui servir ensuite avec la salade de quinoa.

Smoothie à la menthe, au concombre et à la pomme verte

Ingrédients

- Jus d'un demi citron vert

- ½ tasse de yaourt grec (non gras)

- ¼ tasse de concombre (pelé et coupé)

- 1 petite taille de pomme verte (en tranches et évidées)

- ¼ tasse bébé d'épinards (frais)

- ½ cuillère à café de menthe (fraîche)

- ¼ tasse d'eau de noix de coco (sans sucre)

- 2 tasses de glace

Instructions

Placez tous les ingrédients dans votre mélangeur. Bien mélanger jusqu'à obtenir une consistance lisse. Transférez à un verre et profiter !

Smoothie au chou frisé et à la poire

Ingrédients

- ½ tasse de raisins verts pelés

- ½ poire (haché)

- ½ orange pelée

- ½ tasse de chou frisé

- Une tasse d'eau

- Une feuille de bananier (haché)

- 2 cubes de glace

Instructions

Placez l'eau, l'orange, le chou frisé et les raisins dans votre mixeur. Mélanger sur la vitesse lente pendant environ 60 secondes puis ajouter la banane, la poire et les cubes de glace. Mélanger jusqu'à obtenir une consistance lisse. Transférez dans un verre et profiter !

Mot de fin

Merci encore d'avoir acheté ce livre !

J'espère vraiment que ce livre sera en mesure de vous aider.

La prochaine étape pour vous est de vous joindre à notre bulletin électronique pour recevoir des mises à jour sur les nouvelles versions du livre ou des promotions à venir. Vous pouvez vous inscrire gratuitement et en prime, vous recevrez également notre livre « 7 erreurs de remise en forme, que vous ne savez pas que vous faites » ! Ce livre bonus décompose les erreurs de conditionnement physique les plus courantes et permet de beaucoup démystifier la complexité et la science de la remise en forme. Avoir toutes ces connaissances de remise en forme et de la science organisée dans un livre étape par étape est une action qui va vous aider à démarrer sur la bonne direction dans votre voyage de remise en forme ! Pour vous joindre à notre bulletin électronique gratuit et récupérer votre livre gratuit, s'il vous plaît visitez le lien d'inscription : www.hmwpublishing.com/gift

Enfin, si vous avez aimé ce livre, je voudrais vous demander une faveur, seriez-vous assez aimable pour laisser un commentaire pour ce livre ? Ce serait vivement apprécié !

Merci et bonne chance dans votre voyage !

A propos du co-auteur

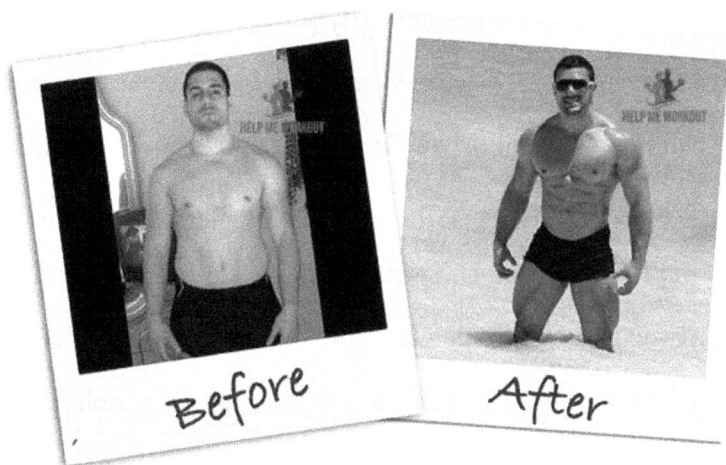

Mon nom est George Kaplo; Je suis un coach personnel certifié de Montréal au Canada. Je vais commencer par dire que je ne suis pas le plus grand gars que vous aurez rencontré et cela n'a jamais vraiment été mon objectif. En fait, j'ai commencé à travailler pour surmonter ma plus grande insécurité lorsque j'étais plus jeune, qui était ma confiance en soi. Cela était dû à ma taille mesurant seulement 5 pieds 5 pouces (168cm), il m'a poussé vers le bas pour tenter quoi que ce soit que je voulais réaliser dans la vie. Vous pouvez passer par ce genre de défis en ce moment, ou vous pouvez tout simplement vouloir vous remettre en forme, et je peux certainement vous raconter.

Pour moi personnellement, je me suis toujours un peu intéressé au monde de la santé et de la remise en forme et je voulais gagner un peu de muscle en raison des nombreuses brimades que j'ai vécu pendant mon adolescence à propos de ma taille et mon corps en surpoids. Je me suis dit que je ne pouvais rien faire de ma taille, mais que je peux faire quelque chose à propos de ce à quoi mon corps ressemblait. Ce fut le début de mon voyage de transformation. Je ne savais pas où commencer, mais je me suis lancé. Je me sentais inquiet et parfois j'avais peur que d'autres personnes se moque de moi que je faisais les exercices dans le mauvais sens. J'ai toujours souhaité avoir un ami qui soit à côté de moi et qui soit assez bien informé pour m'aider à démarrer et « me montrer le chemin. »

Après beaucoup de travail, d'études et d'innombrables essais et erreurs, certaines personnes ont commencé à remarquer que je devenais de plus en plus en forme et comment je commençais à former un vif intérêt pour le sujet. Cela a conduit beaucoup d'amis et de nouveaux visages à venir me voir et me demander des conseils de remise en forme. Au début, ça semblait étrange quand les gens me demandaient de les aider à se remettre en forme. Mais ce qui ma pousser à me surpasser c'est lorsqu'ils ont commencé à voir des changements dans leur propre corps et m'ont dit que c'était la première fois qu'ils ont vu des résultats concrets ! A partir de là, plus de gens ont continué à venir vers moi, et il m'ont fait prendre conscience après avoir lu tant et étudier dans ce domaine qu'ils m'ont aidé, et m'ont aussi permis d'aider les autres. Je suis maintenant un coach personnel entièrement certifié et j'ai formé de nombreux clients jusqu'à ce jour qui ont obtenu des résultats étonnants.

Aujourd'hui, mon frère Alex Kaplo (également un coach personnel certifié) et moi possédons et exploitons cette entreprise d'édition, où nous apportons des auteurs passionnés et experts à écrire sur des sujets de santé et de remise en forme. Nous organisons également un site de remise en forme en ligne « HelpMeWorkout.com » et j'aimerais me connecter avec en vous invitant à visiter le site

Web à la page suivante et en vous inscrivant à notre newsletter e-mail (voir même obtenir un livre gratuit).

Enfin, si vous êtes dans la position que j'étais une fois et que vous voulez quelques conseils, n'hésitez pas à demander ... Je serai là pour vous aider !

Votre ami et coach,

George Kaplo

Coach personnel certifié

Télécharger un autre livre gratuitement

Je tiens à vous remercier d'avoir acheté ce livre et je vous offre un autre livre (tout aussi long et précieux que celui-ci), «7 erreurs de remise en forme que vous ne savez pas que vous faites», tout à fait libre.

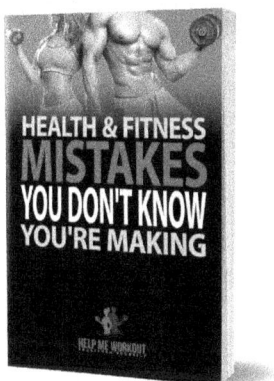

Cliquez sur le lien ci-dessous pour vous inscrire et le recevoir:

www.hmwpublishing.com/gift

Dans ce livre, je briserai les 7 erreurs de conditionnement physique les plus courantes, auxquels certains d'entre vous sont probablement livrés, et je vais vous révéler comment vous pouvez facilement obtenir la meilleure forme de votre vie !

En plus du livre des 7 d'erreurs de remise en forme, vous aurez aussi l'occasion d'obtenir nos nouveaux livres gratuitement, entrez des cadeaux, et recevoir d'autres précieux e-mails de ma part. Encore une fois, voici le lien pour vous inscrire :

www.hmwpublishing.com/gift

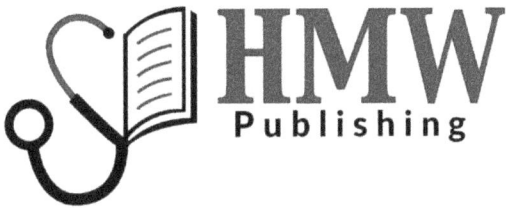

Pour des livres plus grands visitez :

HMWPublishing.com

www.ingramcontent.com/pod-product-compliance
Lightning Source LLC
Chambersburg PA
CBHW050744030426
42336CB00012B/1648